COUP D'OEIL APPRÉCIATEUR

SUR CERTAINES

DOCTRINES MÉDICALES.

Saint-Cloud. — Imprimerie de Belin-Mandar.

COUP D'ŒIL APPRÉCIATEUR

SUR CERTAINES

DOCTRINES MÉDICALES

SYSTÈMES CLASSIQUES, HOMŒOPATHIE, MAGNÉTISME.
ETC.,

PAR LE DOCTEUR CHARPIGNON,
MÉDECIN A ORLÉANS

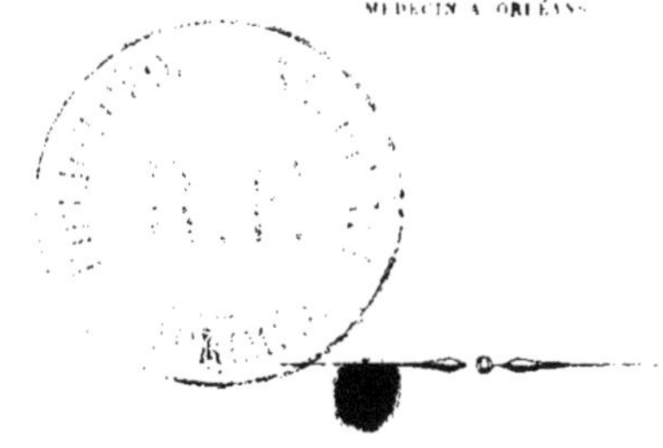

PARIS,
GERMER BAILLIÈRE,
RUE DE L'ÉCOLE DE MÉDECINE, 17

COUP D'ŒIL APPRÉCIATEUR

SUR CERTAINES

DOCTRINES MÉDICALES.

SYSTÈMES CLASSIQUES, HOMŒOPATHIE, MAGNÉTISME, ETC.

Un examen superficiel suffit pour montrer combien la santé de l'homme est fragile, et combien sa vie est peu certaine, car de toutes parts des causes incessantes de douleurs l'environnent, et il faut que sans relâche il soit sur ses gardes, pour combattre tant d'ennemis qui s'acharnent après lui.

Il faut qu'il vive au milieu de causes qui viennent continuellement solliciter sa sensibilité physique et morale. Il ne peut se soustraire à ce concours d'actions multiples, c'est la condition de son existence. Bienheureux si les impressions qu'il est obligé de recevoir ne dépassaient pas trop souvent la capacité de son impressionnabilité, car il n'aurait pas de maladies ! !

La santé n'est-elle pas le levier sur lequel l'homme appuie toutes ses forces, pour atteindre l'idéal qu'il s'est créé dans sa vie, qu'il voudrait immortelle ? Et combien de fois ce levier lui fait-il défaut !

La santé est cet état dans lequel l'homme éprouve un sentiment de bien être qui n'admet aucune nuance de trouble au moral comme au physique. Cet état résulte d'un rapport parfaitement harmonique entre les trois éléments fonciers qui constituent l'homme (1) et les agents extérieurs.

Or, la maladie est nécessairement la rupture plus ou moins profonde de ce rapport. Rupture qui détermine aussitôt un nouvel état dans lequel une activité particulière se développe tendant à rétablir l'équilibre.

Mais que de causes de souffrance ! que de manières d'être malade pour l'homme ! combien d'existences traînées misérablement jusqu'au terme fatal ! combien de vies tranchées au commencement de leur course, ou brusquement anéanties au milieu d'une carrière florissante ! Et quand pour lutter contre ce fléau inéxorable de la mort, on voit se dresser l'art et la science de la médecine, une amère pensée de découragement vous saisit au cœur, en comptant des mécomptes trop nombreux, et on comprend la défiance du monde envers le médecin, défiance qui, de nos jours, va souvent jusqu'à l'incrédulité.

Pourtant en considérant l'homme à un point de vue philosophique, on reconnaît que la physiologie de sa vie est dominée par une loi primordiale qu'aucune puissance ne saurait amender : cette loi est celle de la mort ; or il serait injuste d'accuser, en principe, la médecine, quand, vaincue dnns la lutte qu'elle engage avec la maladie, elle laisse la vie s'éteindre dans un corps qui semblait par sa force et sa jeunesse devoir prétendre à la mort de la vieillesse.

Cet enfant, cet époux, ce frère, sont arrachés violemment à la vie ! et souvent, bien souvent, au lieu de blâmer le médecin, il faut le plaindre..... Mais à son tour,

(1) L'homme est une unité trinaire décomposable en : 1° *Ame*, substance essentiellement spirituelle et intelligente ; 2° *Fluide impondérable spécial* ; 3° *Corps*, agrégat, formé de nombreux éléments.

l'homme de l'art n'a-t-il jamais à répondre de la vie d'un malade! Les soins de tous les médecins eussent-ils échoué de même dans certains cas particuliers? Telle médication appliquée n'eût-elle pas eu plus de puissance que celle qui fut employée sans succès? L'expérience des siècles est là pour répondre et pour montrer combien est grande l'influence de la doctrine qui dirige le médecin, et de la méthode qu'il suit, sur les résultats de sa pratique.

En méditant l'histoire de la médecine, on est frappé d'étonnement en voyant les nombreux systèmes qui ont régné tour à tour, chacun prétendant posséder la vérité et mettre enfin l'art de guérir dans une voie plus sûre et plus féconde en bienfaits que celle qu'on voulait abandonner.

Ce luxe prodigieux de doctrines médicales qui ont paru comme rivales de la médecine hippocratique est dû à ce que leurs auteurs, s'appuyant sur une base vicieuse, ont pris tour à tour pour point de départ un des trois termes élémentaires dont le rapport constitue la maladie. Ces trois termes dont le rapport seul, et non pas un d'eux à l'exclusion des autres, fait la maladie, sont : la cause morbigène, l'organisme et la résistance vitale. L'unitéisme systématique qui considère exclusivement dans une maladie, soit l'organisme ou une de ses parties, soit la cause dynamique de la vie, soit l'agent producteur du mal, n'est qu'une prétention illusoire et complétement fausse dans ses applications.

L'oubli de l'étroite solidarité qui existe entre les trois éléments fonciers de l'homme en santé (voir la note page 6), a pu seul conduire les chefs d'école à prendre comme principe dominant et exclusif de doctrine un des éléments que chez l'homme malade on trouve au nombre de quatre, puisqu'aux trois déjà existants en état de santé, *la cause morbigène* vient s'ajouter.

Voyons brièvement tout ce que l'esprit de systématisation a produit, et cherchons au milieu de ces doctrines si diverses quels sont les principes sur lesquels le médecin peut s'appuyer pour agir avec fermeté et à l'aide desquels il peut donner tout le bien qu'on doit attendre de la science et de l'art.

On peut, suivant moi, grouper en quatre classes les doctrines qui ont régné et règnent encore en médecine.

La première, qui est en quelque sorte négative, puisque sa formule ne se tire d'aucun principe fixe, est l'*empirisme*. Cette doctrine puise ses éléments dans les résultats contradictoires que tous les systèmes apportent au criterium de l'observation. Des théories prématurées que la marche des faits venait démentir, des médications réputées spécifiques et ruinées par l'instabilité de leurs résultats dégoûtèrent beaucoup de médecins, observateurs consciencieux et judicieux, et les entraînèrent dans un scepticisme tel que, ne croyant plus possible de trouver une doctrine vraie de l'explication des phénomènes de la vie et de la maladie, ils prétendirent remplacer toute doctrine par l'expérience seule. Pour eux la meilleure des méthodes est d'observer les cas de maladie et les effets des traitements; et de se conduire à l'avenir, dans les mêmes conditions, de la même manière.

Cette doctrine, quelquefois féconde en bons résultats, ressemble à celui qui par l'habitude de voir construire et d'aider à construire certains édifices, s'imaginerait, après plusieurs réussites, que les principes qui guident les plans de *l'architecte* sont des combinaisons superflues.

L'architecte sans expérience pratique fait souvent des

constructions qui écroulent, mais l'ouvrier qui n'a pour se guider que son expérience tâtonne toujours, arrive lentement et échoue bien des fois dans ses travaux. De même le médecin qui n'agit qu'à l'aide de l'expérience comparative, à l'exclusion de certains grands principes qui sont un fanal certain pour celui qui sait les comprendre, celui-là est très-souvent embarrassé dans le dédale des faits qu'il cherche à comparer pour saisir quelques traits d'une ressemblance superficielle dans bien des cas, et par son hésitation perd un temps précieux pour combattre les désordres morbides.

La deuxième classe est celle qui sous le nom de *solidisme* comprend tous les systèmes qui prennent pour bases l'état des parties constituantes de l'organisme dans la maladie.

Comme chefs de cette doctrine, décomposée en systèmes divers, suivant que telle ou telle partie de l'organisme était prise comme base, on peut citer : Celse (54 ans avant J.-C.), pour qui la maladie avait son principe dans le resserrement ou le relâchement des solides ; Hoffmann (1718) et Cullen (1761), qui voient dans la maladie une altération, un affaiblissement ou une excitation des solides ; Brown (1780), qui admet la faiblesse ou l'excitation comme des phénomènes dérivant exclusivement d'une propriété qu'il reconnait à la matière organique, propriété qu'il appelle *incitabilité*; Broussais (1816), qui comme Brown, prête à la trame organique une propriété d'*irritabilité* dont le caractère entraine la théorie de la localisation de la maladie dans les tissus, et enfante la thérapeutique unitaire antiphlogistique.

De notre temps, l'école anatomique donnant une trop grande influence à l'anatomie pathologique, ne voit de maladie que dans une lésion anatomique. Oubliant les synergies organiques, elle fait sa thérapeutique à l'aide de formules mathématiques et d'expériences mécaniques et physiques.

D'autres solidistes ont fondé leur doctrine sur l'altération des liquides, et ont créé l'humorisme. Gallien (150), Paul d'Egine (630), Boerrhaave (1660), ont basé leur thérapeutique sur ces idées plus ou moins modifiées. Depuis, plusieurs modernes ont suivi ces grands maîtres, et ont rajeuni l'humorisme par des travaux éminemment utiles sur les altérations des liquides.

A côté des organicistes s'élèvent comme formant notre troisième classe, ceux pour qui la considération des causes est plus puissante que l'effet. Négligeant l'expression des faits, ignorant les lois physiologiques du corps humain, les lois physiques de la nature, ils posent d'autorité l'action d'une cause prise le plus souvent en dehors de l'organisme et d'une nature étrangère à l'humanité. C'est ainsi que s'explique l'influence de la magie, de la démonologie, de l'astrologie dans les premiers siècles d'abord, puis, plus tard, chez les Arabes, qui introduisirent ces idées dans l'Occident, idées qui dominèrent doctrinalement pendant tout le moyen âge.

Enfin, comme dernière expression de l'ontologie médicale, apparaissent les *vitalistes*, qui considèrent seulement dans la maladie la lésion des forces vitales. Dans cette école, aussi puissante que celle des organicistes, on voit figurer les hommes les plus remarquables. Laissant l'antiquité et les disciples qui relèvent de Pythagore, on voit Paracelse, Van Helmont, sapant l'observation, proclamer toute puissante l'action du principe subtil dont ils animent l'organisme, et appeler maladie les désordres causés par l'altération essentielle ou relative de ce principe vital. Sthal (1700) reprend ces idées d'un point de vue plus élevé et tout métaphysique. Pour lui, les éléments matériels du corps sont passifs et sont sous l'empire réfléchi de l'âme, qui est attentive à la guérison.

Sydenham, vitaliste plus rationnel, fait renaître l'observation, et conciliant la méthode expérimentale avec la théorie, il prépare les travaux de Bordeu, de Barthez et de l'école de Montpellier, qui a toujours cherché à se tenir entre un vitalisme exagéré et les prétentions étroites de l'organicisme.

Il y a trois systèmes, dont chacun prétend être une doctrine. Ils dérivent du vitalisme et peuvent être considérés comme une de ses expressions plus ou moins exagérées. Ces systèmes sont : le magnétisme, érigé en doctrine médicale par Mesmer (1781), le contro-stimulisme, créé par Rasori (1796), et l'homœopathie, découverte par Hahnemann (1810).

Le contro-stimulisme est plutôt une découverte thérapeutique qu'un système médical; car, son principe théorique est commun aux doctrines de l'incitabilité de Brown et de l'irritabilité de Broussais. Les forces vitales étant surexcitées, l'inflammation ou les puissances nerveuses étant développées morbidement, Rasori prétend avoir trouvé dans l'organisme une loi d'antagonisme qui, par l'influence de certains médicaments, force la surexcitation à s'éteindre. Toutes les substances capables de produire cet effet sont dites hyposthénisantes, c'est-à-dire déprimantes. On compte parmi elles, l'acide hydrocyanique, la digitale, la belladone, la jusquiame, les acides, l'émétique, etc.; les substances agissant en sens contraire sont appelées hypersthénisantes ou excitantes, telles que l'alcool, l'opium, le camphre, etc. Et ce qu'il y a de caractéristique dans ce système, et ce qui en même temps le rend dangereux, c'est la puissance de la dose qui est nécessaire pour que l'effet hyposthénique soit produit; car, sans cela, telle substance qui est déprimante pourrait être excitante.

Je ne m'occuperai pas davantage de ce système, dont l'étude intéresse particulièrement le pathologiste. Mais il n'en peut être de même de l'homœopathie et du magnétisme, doctrines qui occupent aujourd'hui tous les esprits, et que M. Magendie, à tort ou à raison, appelle les deux grandes mystifications du siècle.

Examinons d'abord l'homœopathie :

L'homœopathie.

Quelqu'un qui verrait dans les symptômes qui accompagnent toute maladie, l'expression de la lutte et de la résistance de l'organisme pour ressaisir l'équilibre ou la santé, trouverait très-rationel de favoriser ces symptômes, au lieu de chercher à les combattre pour les éteindre.

Cette pensée a été pour le génie de Hahnemann, l'origine de la médecine homœopathique, en lui révélant ce principe fondamental de sa doctrine : les semblables sont guéris par les semblables.

Avant Hahnemann, l'observation avait certainement appris au médecin sans système que, le plus souvent, le symptôme est l'effet de la réaction vitale de l'organisme, sollicitée par l'action d'une cause hétérogène et incompatible avec la vie, et, qu'en conséquence, loin de l'opprimer il devrait l'aider. Hippocrate et son école ont suffisamment développé la doctrine des crises; les vitalistes, d'autre part, ont toujours cherché les moyens d'augmenter la puissance du principe vital qu'ils supposaient, à priori, affecté dans la maladie, et l'aphorisme *vomitus vomitu curatur*, contenait bien les germes de l'homœopathie. Toutefois, personne n'avait osé généraliser ce principe de physiologie pathologique et l'ériger en principe unitaire et général.

En 1790, Hahnemann observa que le quinquina produisait chez l'homme sain une fièvre intermittente très-analogue à celle que ce médicament guérit le mieux. Frappé de cette observation, il se demanda si la propriété fébrifuge du quinquina ne viendrait pas précisément de cette faculté de produire chez l'individu sain une affection toute semblable, et si ce fait ne se répéterait pas pour d'autres substances capables aussi de développer des maladies.

Hahnemann se livra, pour résoudre le problème qu'il s'était posé, à un grand nombre d'expériences, et il trouva ainsi l'action pure de beaucoup de médicaments. Il reconnut que les remèdes dits spécifiques, tels que le soufre, le mercure, le vaccin, n'avaient leur propriété spécifique que parce qu'ils développaient chez l'homme sain des phénomènes morbides semblables à ceux qu'ils guérissaient.

Une fois ce principe reconnu, toute une nouvelle doctrine médicale se révéla à Hahnemann, et, pour lui, le traitement d'un maladie se formula ainsi :

Administrer le médicament qui a la propriété d'ajouter aux efforts de la nature, c'est-à-dire, choisir la substance dont les effets sont les mêmes que les symptômes observés.

En vérité, ce point de doctrine paraît séduisant, et d'une physiologie bien plus élevée que ces étroits préceptes qui enseignent à combattre et à éteindre tout symptôme de perturbation que l'on observe dans les maladies. Une diarrhée, une dysenterie surviennent; et, sans rechercher les causes, sans tenir compte des circonstances individuelles, des médecins font tous leurs efforts pour arrêter des évacuations qui, souvent, sont l'effet critique d'une répercussion, d'une métastase, ou d'une élimination miasmatique, et qui, supprimées, donnent naissance à des désordres plus graves. La fièvre apparaît-elle avec ses agitations, ses douleurs, ses angoisses, qu'aussitôt on veut l'enrayer, et que, par des émissions sanguines, on rend cette fièvre moins intense, il est vrai, mais plus pernicieuse, car, on a empêché le travail éliminateur qu'elle opérait : il s'agissait, en effet, d'une fièvre typhoïde, de la variole, de la scarlatine, d'une de ces maladies enfin, dont le fond est miasmatique ou tient à une diathèse particulière. Je n'en finirais pas si je voulais montrer ici tout le mal que peut faire, et que fait bien souvent la théorie qui enseigne à ne voir dans le symptôme que la traduction du désordre matériel de l'organe vraiment lésé, ou seulement présumé souffrant. Je dis présumé souffrant, car, on sait que, dans certains cas où les symptômes ne révèlent pas positivement la partie de l'organisme où la lésion est concentrée, on suppose gratuitement une altération organique bien souvent où elle n'est pas.

Le mal que font les médecins est donc bien grand, quand, imbus de systèmes particuliers, ils forcent tous les malades à subir leur thérapeutique qui est sans rapports avec les tendances de l'organisme. Boerrhaave disait avec raison : « Si nous comparons les bienfaits dont on est redevable à une demi-douzaine de véritables disciples d'Esculape, depuis le commencement de l'art, avec le mal qu'a causé au genre humain le nombre immense des médecins qui ont paru depuis eux, il deviendra évident qu'il aurait été infiniment meilleur qu'il n'eût jamais existé de médecins dans le monde. »

Mais de ce que des théories fausses ou mal comprises font naître des erreurs déplorables et funestes, il ne s'ensuit nullement que le principe de pathologie dont je parlais plus haut, le respect et l'aide même des symptômes morbides, il ne s'ensuit pas que ce principe soit exclusif, et qu'il puisse, lui aussi, avoir force de loi et constituer une doctrine. Or, c'est présisément en cela que je trouve une exagération de la part de Hahnemann; car l'expérience et la réflexion dégagées de toute prévention, prouvent chaque jour qu'il y a des symptômes qui sont intimement liés à l'affection elle-même, qui par conséquent sont l'effet d'une altération organique ou fonctionnelle; symptômes qui augmentent ou diminuent en même temps que l'altération matérielle, et qui, aidés dans le même sens d'expression, deviendraient de plus en plus graves, puisque leur foyer générateur s'altérerait davantage.

Quel exemple citerai-je? Prenons un rhume, un catarrhe bronchique, rien n'est plus simple. Eh bien! pour ce cas pathologique nous avons déjà bien des systèmes, mais heureusement que presque toujours le malade guérit quelle que soit la thérapeutique qu'on applique. L'école physiologique vous dira : la membrane muqueuse des bronches est enflammée; en d'autres termes, elle est injectée de sang, ses fonctions sont troublées, la sécrétion du mucus est suspendue, puis augmentée par l'intensité de l'inflammation. La médication est facile : il faut diminuer et enrayer, s'il est possible, l'inflammation. Pour arriver à ce but, les émissions sanguines et les émollients sont les moyens les plus efficaces. Ils arrêteront ces symptômes, qui, tels que la fièvre, la toux, l'oppression, l'expectoration difficile caractérisent l'inflammation de la muqueuse bronchique.

Ecoutez une autre doctrine, certaine forme du vitalisme, et ici on dit qu'il faut se garder d'arrêter la fièvre qui est l'indice de la réaction de l'organisme entier contre la cause de la maladie. L'oppression, les douleurs sont déterminées par le travail de coction qui doit élaborer le mucus arrêté dans la sécrétion : la toux elle-même est indispensable pour détacher et entraîner le produit de la coction. Et, pour venir en aide à la nature, le médecin doit soutenir cet ensemble de symptômes par des remèdes émollients, sudorifiques et expectorants.

Je m'arrête à ces deux opinions, et vous donne à choisir. Vous êtes embarrassé, mais vous penchez pour la seconde, *naturistes* que vous êtes. Eh bien ! cette opinion, quoique en harmonie avec la nature, a ses dangers si vous l'adoptez sans réserve. En effet, si le catarrhe bronchique est violent, si la constitution de l'individu offre certaine prédominance, comme une exagération du système nerveux ou du système sanguin, le respect des symptômes, qui, dans le fond, sont bien critiques, peut devenir mortel, parce que leur intensité déterminera d'autres complications qui fatigueront beaucoup le malade, et le tiendront bien plus longtemps dans la souffrance. Tandis que l'application d'une médication à action contraire, telle qu'une saignée, par exemple, diminuera la puissance de la complication, et faisant descendre la réaction générale d'un degré d'intensité, favorisera la marche de la maladie et empêchera le tissu pulmonaire de s'altérer sous l'action d'une congestion inflammatoire trop prolongée.

Ce que je dis pour une bronchite peut trouver son application dans la plupart des maladies : d'où je conclus qu'il ne peut exister de loi qui fasse du symptôme un phénomène constamment critique, et qui enseigne au médecin à administrer un médicament semblable par ses propriétés intimes à la forme de la maladie.

Telle est cependant l'opinion de Hahnemann, et ce principe est sans modification pour le médecin homœopathe.

Malgré la base ruineuse de ce principe de la médecine homœopathique, je concevrais encore qu'il pût conserver ou gagner des disciples, puisqu'il est vrai dans la grande majorité des cas, et qu'il s'accorde avec la physiologie vitale, du corps humain. Mais, il est un autre point de doctrine en homœopathie qui découle de celui que je viens d'étudier et qui est bien moins rationnel et moins physiologique.

Donner un médicament dont les propriétés sont en rapport direct avec les symptômes morbides de la maladie que l'on veut guérir, c'est ajouter, comme on vient de le voir, à la puissance de ces symptômes et augmenter nécessairement leur intensité. Or, si les forces de l'organisme trouvent un secours précieux dans cette addition d'action, c'est à la condition de n'en recevoir qu'une quantité bien faible pour ne pas être entrainées dans une surexcitation qui dépasserait la limite de la réaction nécessaire, et aggraverait le mal, en changeant ainsi sa nature.

Hahnemann comprit ce corollaire du premier principe qu'il avait admis, et il commença tout d'abord par réduire de beaucoup les doses usitées dans la médecine ordinaire. Il employa alors des fractions de grain, comme à peu près on a coutume de faire pour les remèdes les plus actifs : l'arsenic, la morphine, etc. Jusqu'ici, la logique n'avait rien à contredire; car, les principes étaient conséquents, et la dose des médicaments, quelque minime qu'elle pût paraître, était néanmoins pondérable et appréciable physiquement et surtout physiologiquement.

Mais bientôt Hahnemann poussa la réduction des substances qu'il employait jusqu'à l'invisible et jusqu'à l'incompréhensible. Ainsi ce ne furent plus des fractions de grain, mais des cent millionièmes et même des fractions représentées par ces chiffres 1,000,000. $\frac{10}{}$, ce qui signifie un millionième élevé à la dixième puissance!

Pour arriver à cette divisibilité inouïe, Hahnemann donna la formule suivante :

Soit la camomille à préparer homœopathiquement.

On exprime le suc de la plante fraîche, on le mélange avec partie égale d'alcool, et on a une *teinture* appelée *mère*, parce qu'elle va servir à faire celles qui peuvent être employées.

Prenant ensuite quatrevingt-dix-neuf gouttes d'alcool on y ajoute une goutte de la teinture mère, et on a la première dilution ou atténuation. Pour obtenir la deuxième, vous mettez avec quatre-vingt-dix-neuf gouttes d'alcool, une goutte de la première dilution, c'est-à-dire un centième de goutte de la teinture mère.

La troisième, une goutte de la deuxième dans quatre-vingt-dix-neuf gouttes d'alcool, soit un 10,000^{e} de goutte de suc de camomille.

La quatrième, même opération, et ainsi de suite jusqu'à la trentième dilution, qui représente une fraction de goutte de suc de camomille, dont je n'ose entreprendre le calcul et la dénomination.

Telle est la manière de préparer toutes les teintures médicamenteuses. Pour les substances solides qui ne sont pas solubes, on procède par trituration. On mélange un grain de la substance avec cent grains de sucre de lait, et on broie un certain nombre de minutes. Alors on prend un grain de ces cent grains, soit le centième de celui de la substance, et on agit de même avec cent autres de sucre de lait, et on continue ainsi suivant, le nombre d'atténuations qu'il faut atteindre.

Passant ensuite à l'application thérapeutique, le médecin homœopathe fait prendre au malade une cuillerée d'une potion composée de trente ou soixante grammes d'eau distillée et d'une ou trois gouttes de la douzième ou trentième dilution. Et très-souvent il recommande de ne prendre cette cuillerée qu'à un intervalle de quelques jours.

Il en est de même pour les globules homœopathiques, médicaments solides, composés de sucre de lait et renfermant chacun la fraction représentée par la 15e, 20e ou 30e atténuation et divisée encore par 100; car, un seul globule ne peut absorber la goutte entière de la teinture, et on imbibe de cette goutte 100 globules. Ces petits globules de grosseur, comme chacun sait, d'une faible tête d'épingle, seraient souvent invisibles et perdus si on n'avait le soin de les incorporer dans une pincée de sucre de lait en poudre, de les écraser et de leur donner ainsi un volume convenable.

Voilà donc la pharmacopée homœopathique et, si quelqu'un se trouvait ébranlé dans la confiance à ces médicaments sans pareils, il trouverait les homœopathes venant au devant de ses objections et lui répondre par une véritable fin de non recevoir.

Ces médecins disent que Hahnemann a découvert encore que *l'acte de broyer les subtances ou de secouer les liquides qu'ils mélangeaient développait, à un haut degré, l'énergie de leurs propriétés pathogénétiques*

En vérité, c'est marcher de merveilles en merveilles!

On compare bien il est vrai, ce qui se passe, dans le broiement des substances au plateau de verre frotté contre des coussins, et l'on demande si l'on comprend la production du fluide électrique? Certes si on ne la comprend pas parfaitement, on apprécie du moins très-bien ce fluide par ses effets, tandis qu'il n'en est pas ainsi des médicaments homœopathiques ; ce que je prouverai dans la suite de cet écrit.

Quand Hahnemann adopta le principe des doses infinitésimales, n'est-il pas permis de croire qu'il était tombé dans la triste mélancolie que fait naître le scepticisme à la vue du chaos qui régit la thérapeutique et la matière médicale de la médecine des écoles? Ne pensait-il pas comme un médecin qui, dans son désenchantement s'écriait : quand je suis sorti de l'université, je connaissais plus de vingt remèdes pour chaque maladie, et maintenant que j'ai vécu, il y a plus de vingt maladies pour lesquelles je ne connais pas un remède.

Tous les médecins qui ont le génie de la nature, ne gémissent-ils pas sur cette confusion luxueuse d'un savoir pédantesque qui vient classer les maladies de l'homme comme Linné ou Jussieu ont fait pour les plantes et les animaux, et qui prétend traiter ces désordres de la *vie* comme un réactif décompose des éléments chimiques.

Fourcroy ne disait-il pas : Tant qu'on fera usage des remèdes composés de la pharmacopée galénique, tant que la routine continuera à dicter aux médecins les formules compliquées d'un plus ou moins grand nombre de médicaments, on ne pourra jamais rien savoir sur leurs véritables propriétés. L'ancienne école de Cos employait des remèdes simples, elle ne se servait point de ces mélanges informes qui surchargent nos dispensaires, elle ne connaissait pas les apozèmes, les tisanes royales; simple comme la nature dans ses opérations, elle ne présentait aux malades qu'un seul remède, et elle ne les administrait que l'un après l'autre, lorsque les circonstances exigeaient qu'on en changeât la nature.

Il faudrait, dit le docteur Munaret, un autre Hercule pour balayer l'écurie de nos Augias polypharmaques, après avoir brisé avec la massue ces plusieurs centaines de bocaux qui ne renferment que de l'érudition en substance pour le formuliste, de l'argent pour celui qui fait métier de la vendre et des nausées au moins inutiles pour la portion malade de l'humanité.

Eh bien! Hahnemann a été cet Hercule : il a réduit au néant la matière médicale, il a fermé les officines somptueuses; médicaments et pharmacies sont descendus aux proportions atomiques.

Mais cette réforme inouïe par sa conception vaste et ses prétentions sans appel n'est-elle pas, par sa rigidité exclusive, tout à fait inconciliable non-seulement avec le bon sens, mais avec la nature même dont elle prétend rappeler le règne et la puissance.

La très-grande majorité des médecins abusent des médicaments et des doses auxquelles il conviendrait de les donner, je le sais; mais ce malheur, que le grand Hippocrate déplorait lui-même ainsi que l'influence pernicieuse des systèmes, ne détruit pas la propriété médicatrice des substances.

J'ai une fièvre inflammatoire, ma tête est le siége de violentes douleurs, tout mon corps est en feu, ma soif est ardente : je me fais tirer du sang en quantité proportionnée aux nombreuses considérations qui guident la conscience du bon médecin, je fais usage de boissons acides, et je suis mieux. La doctrine homœopathique reprochera ce sang versé, mais, pour preuve qu'il fallait en perdre, c'est que, chez les individus dont la constitution permet à la vitalité de réagir suffisamment et à temps convenable, il se fait des hémorrhagies, presque toujours nasales, pertes de sang qui jugent la maladie. Le médecin qui est attentif et assez clairvoyant pour saisir le moment où son action sera salutaire ne fait donc qu'imiter et aider la nature. Vous avez une céphalalgie frontale intense, des bourdonnements, des vertiges, votre pensée est difficile, vous frissonnez; mais il n'y a pas de mouvement fébrile, la langue est pâle, votre teint est mat, votre tempérament bilieux, et un vrai disciple d'Hippocrate vous administre un vomitif ou un purgatif convenablement choisi. Le lendemain, cet état qui durait depuis plusieurs semaines, qui avait été pris pour une congestion sanguine et traité en vain par les sangsues, est jugé. C'était l'estomac qui, fatigué par des saburres et la bile, agissait sympathiquement sur le cerveau. En homœopathie, il n'y a pas plus de purgatifs que de saignées, pas plus de vésicatoires que de sinapismes.

Voyez donc encore ce pauvre petit enfant qui râle à faire pitié. Il a pris un rhume; il a la fièvre, il étouffe : il ne sait et ne peut arracher les mucosités qui obstruent ses poumons. Allez-vous attendre l'action d'un globule de bryone ou d'ipéca ? Oh ! je n'excuserais en vous cette témérité que par la force de votre conviction; car donnez l'ipécacuanha comme nous, en sirop et à dose vraiment puissante, et l'expulsion des crachats sera forcément amenée avec les vomissements. Ce n'est pas naturel, dites-vous ? Mais sachez donc que trop souvent les puissances vitales de l'organisme sont insuffisantes pour amener ou achever la crise qui jugerait la maladie :

vous la voulez comme le médecin vitaliste, cette crise, seulement vous croyez pouvoir la provoquer mieux que lui avec une fraction d'atome du médicament. Là est votre erreur ; car une dose plus ou moins grande, sans doute, mais toujours *pondérable* ou au moins appréciable par un de nos sens, sauvera le malade d'une mort qui serait inévitable entre vos mains. J'ajoute à la condition de pondérabilité celle d'être appréciable par un des sens ; car les plus grandes puissances sont impondérables, mais elles sont sensibles par leur action, et appréciables par d'autres propriétés et qualités.

Vous avez des faits, des guérisons. Je le sais, et c'est par là que je veux démontrer l'impuissance où vous êtes de prouver que ces guérisons sont dues à vos médicaments, à vos apparences, dois-je dire, car je n'admets pas qu'il y ait médicament.

Je suis convenu tout à l'heure, et cela avec les plus grands maîtres, que très-souvent le médecin troublait la nature, pervertissait sa marche et rendait plus longue, incurable ou mortelle quelquefois une maladie qui, abandonnée à elle-même, aurait guéri. Il ne faut pas contester cette vérité : l'autorité des siècles d'expérience est là pour m'appuyer. A la place de ces médecins, malheureusement trop confiants dans la médecine mathématique, chimique et polypharmaceutique, supposez-en un qui appartienne sans partage à cette doctrine de l'expectation qui ne fait que de l'hygiène ; assurément, ce médecin sauvera les malades que son confrère aurait tués. Si, au lieu d'hygiène, ce médecin avait fait de l'homœopathie, il aurait renvoyé à ses globules l'honneur du succès qui est venu de la vitalité même de l'individu, et des circonstances heureuses et bien dirigées dont on a eu l'intelligence d'entourer le malade.

Les malades qui, le plus souvent, réclament le secours de l'homœopathie, sont ceux que n'a pu guérir la médecine ordinaire. Fatigués d'attendre la santé qu'on leur promet toujours, épuisés par les souffrances et par la durée de leur mal, ils n'hésitent pas à renoncer aux médecins, puisque, malgré tous leurs soins, ils demeurent impuissants à les rétablir; or, ces cas désespérés, abandonnés quelquefois, font précisément la gloire de l'homœopathie, car c'est parmi eux qu'elle compte ses succès qui étonnent le plus. Et pourtant, la chose est plus simple qu'on pourrait le penser.

Pourquoi, médecins allopathes, avez-vous si mal conduit cette maladie, que vous avez fait passer à l'état chronique, soit par votre hésitation, soit par votre persistance dans l'emploi des émissions sanguines, dans celui de purgatifs intempestifs, dans l'usage de formules composées et variées à l'infini, dans l'administration de médicaments énergiques donnés à des doses trop élevées et changés du matin au soir? Pourquoi avez-vous assimilé ce corps à un matras, dans lequel vous avez rassemblé un si grand nombre de substances dont vous connaissez peu le mode intrinsèque d'agir, et qui, comme dit un poëte, sur un autre sujet, hurlent de se trouver ensemble? C'est vous, disciple indigne d'Hippocrate, qui avez fait cette maladie rebelle, c'est vous qui avez préparé la gloire de celui qui, venant après vous, fait table rase de toute votre pharmacie, de votre régime mal combiné, et qui, remettant l'organisme dans des conditions de repos, lui permet de réagir contre les désordres dont il est accablé.

Oui, je suis convaincu par l'observation attentive, que beaucoup de maladies qui ont résisté à des médications nombreuses et variées, se guérissent plus vite et mieux quand, abandonnant les remèdes, un nouveau médecin place le malade dans des conditions d'hygiène et de régime opposées à celles dans lesquelles il était auparavant. Mais, pour que le succès couronne le nouveau médecin, il faut qu'il y ait encore dans l'organisme assez de vitalité pour que la réaction des forces conservatrices de la vie soit assez puissante pour amener les crises qui doivent détruire les états pathologiques des organes affectés; sans cela, la guérison est aussi impossible par la nature que par l'art; celui-ci même, convenablement appliqué, peut seul triompher.

Je me rappelle qu'un célèbre médecin homœopathe que j'estime beaucoup à cause de ses idées avancées en philosophie médicale, m'écrivait en réponse à un conseil que je lui demandais pour entreprendre homœopathiquement le traitement d'un anévrisme passif du cœur : « Vous ne pouvez que soulager ici... Du reste, il faut savoir choisir ses malades; si la vitalité est impuissante, que voulez-vous faire? Ce tact particulier faisait le talent de Hahnemann. »

En voici assez pour la part de la nature dans la médecine homœopathique; ce sujet serait riche à traiter, mais j'écrirais un volume et j'ai hâte de finir. Voyons ce que peut aussi l'esprit du malade.

Pour être bien compris ici, j'aurais besoin d'entrer dans des considérations de physiologie transcendante, et ce serait encore trop long : il faut que je me borne à ce que la question a de plus simple. Je demanderai donc de suite à l'homœopathe : Connaissez-vous la puissance de la pensée sur l'organisme? Vous y croyez peu dans les faits ordinaires de la vie physiologique et ne l'admettez que dans certains cas de haute valeur. Eh bien! écoutez-moi : j'ai fait beaucoup de magnétisme, et, dans cette pratique, j'ai appris des choses bien curieuses sur l'homme. Entre autres, j'ai appris qu'il se trouvait des individus pour lesquels la croyance avait la valeur et la qualité de la substance. Je m'explique : en magnétisme on peut charger un corps quelconque de fluide magnétique, et ce corps agit sur les personnes sensibles à l'action magnétique comme si elles étaient magnétisées directement. J'ai donc souvent profité de ce moyen mixte pour actionner et endormir des personnes près desquelles je ne pouvais demeurer ; tantôt c'était une bague que je leur mettais au doigt, tantôt un mouchoir que je leur donnais à tenir ; d'autres fois c'était un verre d'eau qu'elles buvaient lorsqu'elles voulaient entrer dans le sommeil, et jamais ces objets ne manquaient leur effet. Bien plus, je communiquais à l'eau la vertu purgative, et l'individu, bien éveillé, buvant cette médecine bien simple, éprouvait son action évacuante, mais il savait que cette eau était magnétisée dans cette intention. Il arriva que j'expérimentai de manière à ne plus magnétiser les objets, les donnant aux sujets comme l'étant néanmoins, et les effets se reproduisirent. Et l'eau purgea de même (1) !

Singulières natures qui sont pour le médecin physiologiste une source féconde d'observations.

Quand je me mis à étudier l'homœopathie, car je regarde du devoir du médecin d'étudier et d'expérimenter tous les systèmes qui prétendent apporter quelque perfectionnement à la médecine, quand donc j'expérimentai l'homœopathie, il arriva que la prise de globules

(1) Des faits bien constatés prouvent cependant aussi que des substances magnétisées agissent réellement sur des personnes très-sensibles, et sans nul concours de leur imagination, puisqu'on avait procédé tout à fait à leur insu.

amena, chez certaines personnes, soit malades, soit bien portantes, des modifications extraordinaires, et je fus prêt à croire à l'action des infinitésimaux. Mais la contre-épreuve vint me désabuser : car du sucre de lait pur ou de l'eau sans mélange produisirent des désordres analogues, tels que fièvre, malaise, céphalalgie, nausées, selles, dérangement des règles. Certes, si sur d'autres personnes en état de santé j'avais pu, comme en magnétisme déterminer des effets positifs par les globules homœopathiques, effets qui auraient dû être en rapport avec la propriété du médicament, il aurait été facile de donner sa conviction malgré les phénomènes dus à l'influence de l'imagination; mais, loin de là, pour que quelqu'un de bien portant éprouve l'action d'un médicament, les homœopathes font prendre une dilution voisine de la teinture mère, et, beaucoup, celle-ci même. Pour expliquer cette manière d'agir, ils disent que l'homme sain étant moins sensible que celui qui est malade, il faut des doses plus fortes pour l'impressionner. D'accord, mais pour les teintures mères, il n'y faut pas penser, parce que ce sont des médicaments que la médecine ordinaire ne répudierait pas à quelques gouttes, et pour les dilutions inférieures, je désirerais que l'on donnât un médicament bien fixe dans sa vertu spécifique, et, qu'ignoré de celui sur lequel on expérimente, il fût pris par lui et produisît ses symptômes propres, tels le soufre et la pulsatille, les éruptions et les démangeaisons; le quinquina, les frissons, etc. Comment sans cela pouvoir reconnaître la vertu des remèdes homœopathiques ? Ils n'agissent que sur le malade, dit-on; mais nous savons que mille affections guérissent seules, que l'imagination a quelquefois une puissance vraiment extraordinaire, et nous sommes ainsi sans contrôle rationnel sur l'action des infinitésimaux.

L'influence de l'imagination, au degré que j'ai signalé, est assez rare; mais si on y joint les circonstances dont j'ai parlé pour les malades qui changent de méthodes et de médecins, on comprendra facilement une action mixte et assez puissante pour réveiller l'énergie vitale et agir dans le sens même de la nature.

D'autres fois une autre particularité vient encore aider la guérison : c'est la préoccupation qui agite un public qui entoure le malade. Ce genre d'action rentre dans le même ordre que celui dont je viens de parler. Une idée nouvelle se répand, les uns l'accueillent, les autres la repoussent, elle fait des prosélytes, et ceux qui l'expérimentent, dans les conditions individuelles signalées comme nécessaires à l'influence, en sont bien plus vivement impressionnés que dans tout autre temps où les esprits sont calmes et comme blasés par l'habitude. Ceci s'applique à tout, du reste, à la médecine ordinaire comme à l'homœopathie, et c'est pénétré de cette vérité que Barthez disait : « Dépêchez-vous d'user de ce remède pendant qu'il guérit. »

Les objections que je viens de formuler contre l'homœopathie ne sont pas nouvelles et ont eu leurs réponses de la part des disciples de Hahnemann. Pour mettre à même de juger leurs moyens de défense, je vais en reproduire la substance.

Voici ce que dit le docteur Jahr : « Quelque absurdes que paraissent au premier aspect les atténuations infinitésimales, il n'en est pas moins vrai que même la 30e, loin d'avoir perdu toute efficacité, se montre souvent encore trop énergique, et le Dr Korsakow, de Saint-Pétersbourg, qui a poussé les atténuations jusqu'au nombre de 1500, a constaté le même fait de la dernière préparation de cette série. »

L'explication de ce phénomène inoui, s'opère de diverses manières; voyons d'abord celle de Hahnemann.

Le créateur de la doctrine posait en principe que, plus on divisait les parties matérielles d'une substance, plus la vertu ou *l'esprit* du médicament se mettait en évidence. Les disciples ont parfaitement compris la faiblesse de ce principe, et ils ont été les premiers à dire : Si ce principe est vrai, un grain de la 30e atténuation d'une substance, dont un grain donne la mort, devra produire ce résultat d'une manière beaucoup plus certaine. Or, cela n'est pas; témoin l'arsenic qui tue à quelques grains et qui perd sa nocuité à mesure que la dose diminue, que cette dose soit triturée et secouée; témoin la morphine, l'acide prussique, etc...

On a généralement préféré l'explication suivante donnée par le docteur Doppler, de Prague. D'aprés cet homœopathe, l'effet que produit sur les molécules la division à l'infini est tel que, si les molécules d'une poudre fine sont à la dose de 5 centigrammes, en état de constituer par l'ensemble de leur surface une superficie totale de cent mètres carrés, et si chaque trituration de vingt minutes ne divisait chaque molécule qu'en cent corpuscules plus petits, les molécules de la 30e atténuation seraient tellement divisées qu'à la dose d'une goutte seulement elles pourraient occuper par l'ensemble de leur surface une superficie totale de plusieurs milliers de décamètres. Si ce calcul, que chacun peut du reste vérifier, est juste, il n'y a en effet rien de plus facile que de concevoir non-seulement comment la 30e atténuation peut encore se montrer efficace, mais aussi un seul globule de cette atténuation peut avoir encore assez de vertu pour rendre un verre d'eau presque aussi énergique qu'un médicament pur... Et encore : La surface totale que, après les triturations et les succussions ordinaires, un seul globule de la 30e atténuation saurait déployer, est déjà tellement vaste, que *si le temps ne lui vient pas en aide,* elle ne trouvera jamais assez d'espace *dans les organes* pour se développer de manière à ce que chacune de son infinité de molécules puisse entrer en action; c'est pourquoi on doit éloigner l'administration des doses à plusieurs jours d'intervalle (*V. Pharmacopée homœopathique,* par Jahr).

Voici sur quels raisonnements les homœopathes appuient leur principe des infinitésimaux. N'est-ce pas le lieu de rappeler ces mots de Laubardemont : Donnez-moi une ligne de la main d'un homme, et je le ferai pendre? Assurément il faut savoir trouver dans les raisonnemeuts et les faits scientifiques des interprétations qui ne s'y trouvent pas pour appliquer à la thérapeutique de l'homme des principes de géométrie et de physique. Les atomes d'une substance vont s'étaler dans le corps, comme le sable sur la terre, ou un gaz dans un ballon, sans avoir à lutter en rien contre les diverses combinaisons chimiques des élaborations des organes, et sans rien éprouver non plus des forces électro-chimiques de la vitalité! Ici, point de réaction de l'organisme, la dose est trop minime, et d'ailleurs elle va directement à l'organe malade pour l'aider à repousser le désordre; c'est, comme dit Hahnemann, « un tout petit cheval qui s'ajoute à un autre impuissant à tirer de l'ornière une charrette embourbée! »

Je pourrais exposer encore quelque nouvelle explication, mais on peut avoir pris une idée des théories qu'elles développent. C'est toujours par des raisonnements métaphysiques qu'elles prétendent donner la solution de l'action des atomes homœopathiques, et, en vérité, ces thèses sont insoutenables, puisqu'elles ne peuvent recevoir la sanction de l'expérimentation. Les guérisons? je les renvoie à la *vie* elle-même; prouvez le contraire en démontrant la puissance de votre atténuation? Vous êtes impuissants, puisque pour agir sur l'homme sain il vous faut revenir aux teintures mères et recourir à une explication de pure théorie pour justifier cette dérogation à vos principes ; et si quelques individus sont actionnés par les globules nous trouvons qu'on en peut faire autant avec des pilules de mie de pain, ou de l'eau pure et des voyages.

J'aurais fini avec l'homœopathie, s'il n'y avait pas encore un autre point de doctrine, tout aussi extraordinaire que ceux dont je viens de parler.

Ce point de doctrine consiste à prétendre que la cause des maladies chroniques est la gale, la syphilis et la sycose, virus qui, transmis de génération en génération, restent latents dans un organe et finissent par produire phthisie, catarrhes bronchique ou vésical, hépatites, gastrites, entérites chroniques, rhumatismes, scrofules, asthmes, et toutes les affections qui ne revêtent pas la forme aiguë.

On est de plus en plus étonné d'entendre des médecins tenir un pareil langage. Des gens du monde qui n'ont point médité, qui n'ont point vu les faits cliniques et anatomiques pourraient seuls avancer des paradoxes aussi faux.

Les médecins n'ont jamais nié que la syphilis et le principe dartreux ne fussent transmissibles par voie d'hérédité, et ne donnassent lieu à certaines formes morbides ; mais ils n'admettront jamais que ces virus soient la cause de toutes les maladies chroniques, de la plupart, si vous voulez même, pour être moins exclusif.

Ce serait méconnaître toute notion de physiologie que d'admettre une semblable théorie. Que de causes peuvent troubler les fonctions d'un organe et causer sa souffrance, sous forme chronique! Uue affection aiguë, mal traitée, ne se résout qu'imparfaitement et détermine une maladie chronique! Un rhume tout simple, négligé, peut se changer en catarrhe chronique, il peut même donner naissance à la phthisie! Une alimentation insuffisante ou malsaine déterminera des affections scorbutiques et dartreuses; combinée à l'influence d'une habitation insalubre, elle peut faire les scrofules, et le rachitisme! Un coup, une chute peuvent occasionner des congestions, des stases des liquides dans les organes, et amener des désordres qui sont longs à se manifester et qui laissent souvent des maladies chroniques! Des maladies du cœur, du foie, des hydropisies, n'ont pas eu, bien souvent, d'autre cause. Comment aller supposer la gale, dans des cas si clairement expliqués, et traiter ces affections par des globules de soufre?... Et sur ce virus de gale que vous supposez si gratuitement, que d'objections il y aurait à vous faire! Pour vous, l'acarus est le produit et non la cause de la maladie; mais qui vous l'a dit? Certes, le nombre des individus guéris de la gale par notre médecine est bien grand, et après leur guérison on n'a rien vu qui ressemblât à une répercussion. Leurs maladies chroniques viennent de là, selon vous; mais beaucoup vivent longtemps bien portants et meurent de maladies aiguës : où trouver le virus que vous nous accusez d'avoir fait rentrer? Et puis comptez vos guérisons de gale, avec les globules de soufre et sans médicaments qui tuent l'acarus des boutons; si elles sont possibles, elles seront bien longues à obtenir, et vos malades courent risque de ressembler à la plèbe de l'Italie et de l'Espagne, chez laquelle la gale est comme endémique, à cause de la malpropreté et du contact incessant.

En achevant ce chapitre, je me demande si on pourra trouver ma critique injuste ? Je ne puis le croire ; elle repose sur des principes tellement faciles à apprécier qu'il est impossible à toute personne un peu versée dans les études de physiologie humaine de ne pas saisir tout ce qu'a de spécieux et de faux la doctrine homœopathique.

Du reste, je conseillerai à ceux qui voudraient méditer sérieusement la question de puiser dans les écrivains consciencieux qui ont étudié l'homœopathie, les lumières nécessaires pour être à même de pouvoir ensuite juger la valeur des objections que j'ai faites.

Physiologistes vitalistes, les homœopathes ont de commun avec nous bien des points de doctrine, mais ce qui nous séparera toujours, ce seront les deux principes établis par Hahnemann, savoir : les infinitésimaux et la théorie des maladies chroniques.

Quoi qu'il en soit de mon opinion à l'égard de l'homœopathie, je reconnaîtrai néanmoins avec admiration que Hahnemann a préparé pour l'avenir de la médecine un progrès véritable. A lui reviendra, en effet, la gloire d'avoir éclairé les esprits sur la valeur de la méthode homœopathique. La loi des semblables, indiquée chaque jour au médecin, par les faits de sa pratique, était méconnue dans son principe, et il est constant qu'elle peut rendre en thérapeutique de grands services. Depuis que Hahnemann a fait connaître cette loi, les thérapeutistes l'ont étudiée davantage et appliquée plus souvent.

Un autre bienfait qu'aura rendu Hahnemann, sera la consécration pratique de l'action nuisible d'une médication trop variée, trop luxueuse et trop énergique par les doses des substances qu'elle administre dans des affections qui guériraient mieux et plus vite par une médication plus simple et plus en harmonie avec les procédés de la nature.

Le Magnétisme.

Si l'homœopathie, pour avoir puisé dans la doctrine du vitalisme quelques-uns de ses principes, a cru pouvoir prétendre à se faire une doctrine générale et unitaire, certes le magnétisme pourrait bien, à plus juste droit assurément, aspirer aux mêmes prétentions. Mais le magnétisme, pas plus que toute autre système, ne peut être une doctrine dont l'application satisferait à tous les cas de maladies.

Le philosophe qui comprend que la matière est inerte par elle-même, et qui la voit s'organiser, fonctionner et accomplir les actes les plus transcendants de la vie, doit nécessairement admettre un moteur dont l'activité et le mouvement est l'essence. — L'existence des fluides impondérables fut pressentie par le génie avant d'être démontrée et acceptée par la science.

Or, si la création a son moteur, son fluide vivificateur, l'homme, pensaient les anciens philosophes, doit aussi posséder une force distincte de son organisme.

Remonter à l'origine de cette doctrine est chose impossible; car avant Platon, qui a traité, avec toute la lucidité du génie de son médiateur plastique, Anaxagore, chef de l'école ionienne, avait créé un système de physique générale dans lequel il distinguait une cause motrice différente de la matière, mais inhérente à elle. Hippocrate aussi a parlé de cette même force élémentaire, qu'il appelait *Cubis*, et avant tous les philosophes Moïse s'exprimait d'une manière précise dans la Genèse, relativement à la lumière qui fut la première force créée.

Toute doctrine qui s'est élevée sur l'existence de cette entité positive, admise comme principe des phénomènes de l'organisme humain, appartient évidemment au vitalisme ; peu importent ensuite les modifications que telle ou telle école a pu apporter au principe fondamental, la dualité de l'organisme vivant était consacrée.

Pour les médecins qui s'étaient rangés sous la bannière du vitalisme, le problème de la curation des maladies paraissait simple, et consistait à trouver le moyen de préserver l'élément vital de toute altération, d'augmenter son énergie ou de la diminuer, suivant le cas.

Un semblable raisonnement était évidemment paradoxal, et dénotait une appréciation incomplète des différens éléments qui composent l'homme, et une fausse idée de la nature de la maladie.

Mesmer, dominé par les idées d'une physiologie transcendante dont les bases se trouvaient dans tous les écrits des philosophes mystiques et vitalistes, rassembla ces éléments de la doctrine des Van Helmont, Maxwell, Wirdig ; et formula un système de physiologie générale qui reposait sur la doctrine du fluide universel, et auquel il donna le nom de magnétisme.

Dans son système, Mesmer admet donc l'existence du fluide universel qui détermine les influences diverses de tous les êtres de la création. Cette opinion est vraie dans son principe et fausse dans ses conséquences.

C'est une erreur, en effet, de dire que l'homme est vivifié par le même fluide que les végétaux et les corps célestes ; s'il en était ainsi, son action sur ces êtres de la création serait réelle et possible, et alors de quels désordres la nature ne serait-elle pas agitée ?

L'homme est vivifié par une impondérable particulier : c'est le fluide nerveux. Ce fluide, comme la lumière, le calorique, l'électricité, est une modification du fluide éthéré, mais ce n'est plus ce fluide ; et, par suite de sa nature spéciale, il n'a plus que des rapports d'analogie avec cet impondérable et les autres. Ces rapports peuvent permettre certaines influences, mais qui sont loin de constituer les phénomènes généraux et certains qui résulteraient de la réalité de la doctrine de Mesmer.

Mesmer admettant que l'organisme humain était vivifié par le fluide universel et que par des procédés particuliers il était possible d'agir sur cet agent, pensa avoir découvert le véritable moyen de rétablir l'harmonie détruite par la maladie et pouvoir même conjurer tout état anormal du corps. Rien en effet ne semblait plus rationnel, c'était agir sur la vitalité à l'aide de la vie elle-même, et cette doctrine nous paraît bien autrement sublime que celle de Hahnemann, qui pour arriver au même but cherche ses mobiles d'action dans des forces hétérogènes à celles de l'homme. Mesmer avait donc pour lui l'apparence au moins d'une vérité mère, d'un principe élémentaire.

Mesmer indiqua des procédés pour mettre en jeu le fluide universel, pour l'accumuler et le diriger dans le corps humain, et des phénomènes réels, et d'autant plus étonnants qu'ils étaient inconnus, se manifestèrent sous l'application des procédés, la théorie parut sanctionnée par la pratique, et gagna des disciples.

La nature des phénomènes qui se développaient par

la magnétisation enseignée par Mesmer ne révélait qu'une seule chose, la modification du système nerveux et la guérison des maladies ; rien, en effet, ne prouvait que la cause de ces phénomènes fût le fluide universel, et différentes contradictions que les sciences physiques et physiologiques reconnaissaient dans la théorie, portèrent les savants à nier les faits les plus évidents, sans doute, mais explicables aussi par d'autres causes que celle du magnétisme.

Mesmer succomba dans la lutte, mais les faits se reproduisant sans cesse par la pratique des élèves qu'il avait formés, le magnétisme grandit et devint une médecine populaire, rivale de celle des écoles.

Les procédés conseillés par Mesmer furent abandonnés, les appareils qu'il employait furent reconnus inutiles, et on arriva à comprendre que les phénomènes magnétiques, attribués à l'action du fluide universel, étaient dus à celle d'un fluide propre à l'homme, soupçonné depuis longtemps par les physiologistes. On reconnut aussi que l'action de cet agent était tout à fait subordonnée à la volonté de l'expérimentateur.

Aujourd'hui le magnétisme repose sur ces principes; et l'existence du fluide appelé par les uns fluide nerveux, par les autres, magnétique, l'influence de cet agent sur l'organisation, sont des faits acquis à la science. Il reste, je crois, fort peu de personnes au courant des sciences, qui soient encore incrédules sur cette partie fondamentale du magnétisme.

L'existence et l'action du fluide magnétique sont donc des principes admis, mais cette influence du magnétisme sur l'homme est-elle de nature à pouvoir guérir ses maladies et à permettre de voir dans le magnétisme une doctrine médicale?

Je me prononcerai sur ce point important sans hésitation, et je dirai : Non, le magnétisme ne saurait constituer une doctrine médicale, et convenir dans toutes les maladies. Voici pourquoi :

Un grand nombre d'organisations sont réfractaires à l'action du magnétisme ; et d'autres, bien qu'influencées, ne le sont pas assez puissamment pour qu'il soit permis d'espérer une guérison aussi certaine que possible.

Je sais que l'action magnétique varie d'intensité, et qu'elle est plus ou moins salutaire suivant les dispositions particulières des magnétiseurs, ce qui fait que tel guérira ce qu'un autre n'aura pu soulager; malgré cette différence de la puissance des magnétiseurs, je suis convaincu qu'il se trouve encore beaucoup de malades qui ne seraient nullement soulagés, dans des cas sérieux, par la magnétisation, et que ce serait commettre une grande imprudence que de donner au magnétisme une confiance illimitée.

Le magnétisme ne peut donc être, à mes yeux, qu'un auxiliaire, puissant dans beaucoup de cas, et un agent thérapeutique, suffisant par lui-même, dans quelques autres exceptionnels. D'autres fois, son application est complétement inutile, mais je ne pense pas qu'on puisse jamais la regarder comme dangereuse, à moins qu'on n'examine la question d'incapacité de la part de l'opérateur, ce qui, dans l'état actuel des choses, n'est pas très-rare, puisque, par une inconcevable aberration, l'académie de médecine persiste à nier l'évidence et à laisser entre les mains de tous une puissance de bien et de mal.

Je ne m'étendrai pas davantage sur le magnétisme, considéré comme agent physique et thérapeutique, n'ayant pas l'intention de traiter ici ce sujet, et j'examinerai maintenant ce qu'est le somnambulisme magnétique.

Depuis la découverte de ce singulier phénomène, le somnambulisme constitue pour presque tout le monde le magnétisme. C'est là une erreur, que j'aurai détruite si on a bien compris ce que je viens d'écrire sur le magnétisme, agent physique.

Le somnambulisme n'est qu'un des phénomènes qui se développent sous l'influence de la magnétisation, et avant qu'il fût connu, le magnétisme constituait une doctrine en théorie comme en pratique.

Il est positif que Mesmer avait observé le somnambulisme magnétique, et on voit en lisant le chapitre XIV de ses aphorismes, qu'il avait parfaitement compris la portée de ce phénomène. La prudence de ce savant observateur était donc bien grande, quand il jugea convenable de ne pas s'expliquer plus ouvertement, et de ne pas solliciter le somnambulisme dans les traitements ; il prévoyait sans doute que l'enthousiasme, soulevé par ces merveilles, éloignerait les esprits de l'étude sérieuse des principes de la science pour les jeter dans les divagations des nouveaux oracles.

En considérant comment le magnétisme est pratiqué de notre temps, n'est-il pas juste d'applaudir à la réserve de Mesmer ? Voyez ces somnambules qui de tous côtés sont consultées comme des pythonisses. Ici on cherche des trésors ; là les objets volés et les auteurs du larcin ; ailleurs on vient demander si l'objet aimé sera quelque jour son partage, s'il vous est fidèle ; ailleurs encore on demande des détails sur les planètes, sur la vie du ciel ; on proclame des religions nouvelles ; enfin partout les déplorables abus dans lesquels il est si facile à notre pauvre nature, inquiète et avide du surnaturel, de tomber avec crédulité.

Si je devais faire un traité du somnambulisme, je montrerais combien sont erronées ces prétentions que l'on veut faire sortir d'une faculté réelle et utile, sans aucun doute, mais fragile et bornée chez le plus grand nombre des somnambules.

Le somnambulisme est un fait aussi vrai que le magnétisme, agent physique. Il se manifeste chez un petit nombre des personnes que l'on magnétise. Chez la plupart, lorsqu'il apparait, les facultés ne sont pas beaucoup plus étendues que celles que l'on remarque chez les somnambules naturels, mais chez quelques-unes les facultés reçoivent une extension parfois si extraordinaire, qu'on ne trouve plus dans l'état ordinaire de l'homme rien qui puisse y être comparé.

C'est parmi ces individus, rares comme le fait remarquer Deleuze, qu'on observe les somnambules qui voient leurs maladies ou qui sentent celles des personnes avec lesquelles on les met en rapport particulier, qui indiquent les remèdes convenables pour obtenir la guérison de maladies qui ont été traitées infructueusement par la médecine.

Ces faits sont évidents pour tous ceux qui ont fait du magnétisme assez longtemps, pour ceux qui ont observé un assez grand nombre de somnambules. Car, comme je viens de le dire, il s'en faut que chaque somnambule ait un degré suffisant de lucidité pour produire ces étranges phénomènes. Or, si la lucidité désirable pour le traitement des maladies est si peu commune, comment oser établir comme une base de pratique médicale la consultation somnambulique. Des hommes remarquables, surtout en Allemagne, tels que les docteurs

Passavant, Klug, Volfart, ont voulu consacrer ce principe en médecine, mais l'expérience les a bientôt convaincus de son danger. Si jamais son application devenait générale pour la science des écoles, dans les hôpitaux, ou dans la pratique civile, il faudrait des modifications si grandes dans les lois et les habitudes qui régissent l'exercice de la médecine, que je n'ose en croire la possibilité, de bien longtemps encore.

Quoi qu'il en soit de l'avenir du somnambulisme magnétique, il est néanmoins constant que certains somnambules peuvent rendre des services très-importants, soit pour eux-mêmes, soit pour les autres. C'est donc aux praticiens à s'entourer de toutes les précautions nécessaires pour éviter l'erreur ou la supercherie. Il faut aussi se dépouiller d'une trop grande confiance pour un somnambule, car chacun est porté à croire lucides les somnambules qu'il forme, ou à ne plus douter de la clairvoyance de celui qui en aura donné plusieurs preuves éclatantes. La lucidité somnambulique est vacillante et mobile; hier elle a étonné par ses révélations lumineuses, aujourd'hui tout ce qu'elle voit est sombre et nébuleux, et si l'amour-propre domine le somnambule, il parle comme s'il voyait réellement; quelquefois aussi ce sont des hallucinations qui surgissent devant son esprit et le jettent dans l'erreur.

Pour terminer ce chapitre, je dirai :

Le magnétisme ne peut constituer une doctrine médicale, attendu qu'il ne peut être constamment employé comme moyen thérapeutique, mais il doit être considéré comme un auxiliaire précieux, qui, entre les mains d'un homme sage et confiant dans sa puissance, peut procurer les plus grands bienfaits aux individus souffrants.

Le somnambulisme, en raison de la rareté des somnambules lucides, du peu de fixité de cette lucidité même, ne saurait non plus constituer un moyen général et constant, dans lequel les malades peuvent trouver des avantages supérieurs à ceux qu'ils retirent des conseils des médecins. Néanmoins le somnambulisme, considéré isolément, offrira souvent des ressources inespérées. Mais que la prudence soit extrême (1)!

Après avoir rapidement esquissé les différents systèmes qui tour à tour se sont cru la véritable loi pratique de la médecine, il me reste, pour compléter le cadre des systèmes contemporains qui ont aspiré à se faire accepter comme doctrine médicale, à dire un mot de l'hydrothérapie et du système Raspail.

Hydrothérapie.

Il y a peut-être quinze ans, qu'un paysan de Græfenberg, petit village de la Silésie, se mit à traiter toutes les malades qui venaient à lui, à l'aide de l'eau pure. Les guérisons obtenues firent bientôt tant de bruit, que le gouvernement fut obligé d'intervenir, et après les tracasseries inévitables, on accorda à Priessnitz l'autorisation de traiter sans contrôle les malades qui se présenteraient pour réclamer ses soins.

Les formes de ce singulier traitement varient beaucoup, mais l'eau pure en fait constamment la base. Elle est administrée tantôt en demi-bains, en bains entiers, bains de la tête ou d'une de ses parties, tantôt en lavements, en douches dont la force et les dispositions se

(1) Dans un ouvrage récemment publié, j'ai traité d'une manière complète tout ce qui a rapport à la question si controversée du magnétisme. *Physiologie, médecine et métaphysique du magnétisme*. 1 vol. in-8 de 500 pages, à Paris, chez Germer-Baillère, éditeur.

modifient depuis la douche en poussière aqueuse jusqu'aux jets de la grosseur de deux et trois doigts ; puis vient la ceinture mouillée, le drap mouillé pour envelopper le malade, les frictions à l'éponge ou au linge mouillé; ensuite l'administration interne; les malades boivent de douze à trente verres d'eau par jour. L'eau subit, suivant les cas, une modification de température; elle est administrée depuis cinq ou six degrés Réaumur jusqu'à quinze et vingt.

A ces moyens, Priessnitz fait joindre une sobriété sévère et de longues promenades en plein air, selon les forces du malade.

Les moyens hydrothérapiques s'appliquent aux maladies aiguës comme aux maladies chroniques, et le nombre des guérisons, d'après des rapports officiels, entre autres celui de M. Scouteten, professeur à l'hôpital militaire de Strasbourg, est vraiment prodigieux.

L'hydrothérapie n'a pas tardé à se répandre, et elle est arrivée en France, où, comme toute autre méthode excentrique et nouvelle, elle a fait des partisans. On compte dans quelques villes des établissements de médecine hydrothérapique ; on applique quelquefois cette méthode dans les hôpitaux, surtout à l'hôpital Saint-Louis, circonstances qui prouvent que là encore il y a du bon et que le médecin peut *puiser dans l'eau* d'excellents remèdes, si toutefois il a le génie d'apprécier les rapports de la constitution de son malade avec la maladie et un moyen thérapeutique aussi dangereux.

Système Raspail.

Tout le monde connaît M. Raspail, chimiste célèbre, habitué aux travaux microscopiques et aux méditations sur les atomes. Ce savant imagina que l'air était peuplé d'animalcules invisibles et que cet élément de notre vie portait avec lui dans notre corps ces êtres vivants, joints à ceux également invisibles et microscopiques, que nos boissons, nos aliments contiennent. Suivant M. Raspeil, ces myriades d'animaux se logent dans nos organes, s'y développent et vivent aux dépens de notre pauvre machine. En sorte que les mille douleurs, les affections multiples dont nos organes sont victimes, sont le résultat de l'action d'un ou de plusieurs animalcules sur nos tissus ou sur les liquides qui circulent en nous. Tel est le fond du système de M. Raspail : cette théorie longuement et habilement développée ne peut néanmoins soutenir un examen sérieux, en tant qu'elle prétend s'ériger en principe général, car autrement la médecine expérimentale et d'observation enseigne que certaines maladies sont engendrées par l'action d'helminthes et d'autres insectes parasites. Ici encore il y a l'exagération la plus énorme, exagération qui brise avec les notions les plus élémentaires de la physiologie pathologique. C'est la copie, à un autre point de vue, des virus de l'homœopathie qui sont la cause de toutes les maladies chroniques.

Malgré le peu de fondement de sa doctrine, M. Raspail est parvenu à faire adopter par un nombreux public sa médecine pratique. Le public en effet ne raisonne pas, il lit les déclamations qui, du reste, ne manquent jamais d'un certain génie; car pour être novateur, même d'une erreur, il faut être un homme hors ligne, et l'enthousiasme excité accueille avec empressement le nouveau moyen qu'on annonce comme devant éloigner la souffrance.

Conséquent avec ses principes, M. Raspail a composé

sa médication avec les substances qui sont destructrices des animaux parasites de l'homme. Ainsi le camphre, l'alcool, le sel ordinaire, les amers, les toniques; voilà l'arsenal dans lequel il puise ses médicaments.

C'est assez maintenant, je crois, de doctrines, de systèmes, de remèdes! Le médecin peut choisir, et le malade ne peut plus souffrir : il ne devra mourir que de vieillesse.

Mais hélas! ce luxe de systèmes n'est-il pas au contraire la preuve de l'impuissance de l'homme à découvrir une médecine qui, reposant sur des lois invariables, soit applicable à toutes les souffrances. La douleur physique et morale ne sera-t-elle pas toujours le partage de beaucoup de nos frères, et l'art et la science confondus de ce mystère ne seront-ils pas trop souvent impuissants? La mort, comme le ministre de secrets surhumains, viendra toujours, et malgré nos efforts, frapper l'enfant comme le jeune homme; elle surprendra l'homme au milieu de sa course, laissant à ceux qu'elle épargne en ce jour, des leçons de haute sagesse, tracées avec des larmes quelquefois bien amères.

Aux yeux du médecin qui sait prendre pour maîtres la nature et la philosophie transcendante, une doctrine unitaire est donc impossible en médecine. En vain celles qui s'approchent le plus des lois qui régissent la création tendront à le séduire par leur majesteuse unité et leur puissance pratique, il évitera l'erreur en se rappelant que la vie a des formes et des modes de manifestation aussi variés qu'il existe d'individualités, en se souvenant encore que le milieu social avec ses applications infinies modifie les constitutions physiques et morales, les causes des maladies et la résistance vitale de l'organisation ainsi que l'action curative des médicaments.

En vain des théories superbes proclameront la marche ascensionnelle de l'humanité vers la perfection, et par une comparaison forcée enseigneront que tel doit être l'avenir de la médecine; le médecin, véritable disciple de la nature, se rappellera ces paroles divines : Il y aura toujours des pauvres parmi vous ! avec et sans la pauvreté, les douleurs et les maladies, avec ces fléaux de la vie terrestre une médecine heureuse et malheureuse! car, comme je le disais en commençant, il faut mourir ! !

Quelle est donc la meilleure médecine, demanderont avec anxiété ceux qui souffrent ? Cette confusion de systèmes n'est-elle pas faite pour nous jeter dans le fatalisme, ou pour nous laisser aller au gré de la nature.

La meilleure doctrine ? Elle n'existe pas sous forme de doctrine unitaire, c'est celle qui sait choisir dans tous les systèmes le moyen qui se trouve en rapport avec le cas éventuel, c'est-à-dire qui doit modifier les principes suivant les tempéraments individuels, suivant les causes qui ont amené la maladie, suivant les milieux dans lesquels le malade est placé. Telle est la vraie doctrine médicale, celle qui embrasse toutes les individualités sans les absorber dans une unité arbitraire et factice, celle qui en même temps qu'elle néglige une formule systématique, s'appuie cependant sur le grand principe de vitalisme que j'ai développé, savoir la puissance dynamique et réactionnelle du fluide vital.

La doctrine qui doit guider le médecin, doit donc toujours prendre en première ligne de considération, la puissance vitale de l'individu, de manière qu'en appréciant avec justesse ses tendances, il soit possible de la diriger, de l'aider par une thérapeutique prudente et éclairée, au lieu de l'enrayer et de la remplacer par des puissances étrangères empruntées à des agenst médicateurs qui très-souvent éteignent la vie dans sa source.

Votre vitalismen'est que l'éclectisme, me dira-t-on, et l'éclectisme n'est qu'une phase transitoire, un temps de repos, nécessaire à toute doctrine incertaine pour atteindre l'avenir et prendre la force de s'élever à une loi unitaire. Oui, l'éclectisme n'est qu'une forme transitoire, mais en philosophie seulement, où il ne peut y avoir qu'un principe unitaire, parce que tout ce qui se rattache à l'ordre moral pivote sur une base intellectuelleet marche vers un but. Ce but, c'est l'immortalité, qui suppose la perfection. Or, pour atteindre la perfection morale, il n'y a qu'une doctrine, celle qui émane de Dieu même. Mais en industrie, dans les arts, dans tout ce qui ne relève que de la matière organisée et dont le but final est la dissolution, il ne peut y avoir une loi qui entretienne d'une manière invariable une organisation qui est créée pour mourir et par conséquent pour souffrir.

A mes yeux, le médecin est un artiste qu'on peut assimiler au peintre, au statuaire... Combien d'artistes en peinture brillent par leur talent pour le coloris, pour la pureté des traits, et qui ne peuvent animer leur tableau de la ressemblance? L'étude ne peut donner ce talent. Eh bien! il en est de même en médecine, il y a un génie, un tact médical, et le médecin qui n'en sera pas doué flottera en esclave sous l'empire des systèmes, il appliquera des formules qui réussiront aujourd'hui et qui donneront la mort le lendemain, il ne saura pas distinguer le pourquoi du changement nécessaire de la médication, il ne croira pas à tel système, parceque ce système heurte celui qui le conduit, et parce que l'essai pratique qu'il en aura fait n'aura pas réussi entre ses mains.

Vous voulez un médecin, choisissez celui qui guérit, et ce choix n'est pas aussi difficile qu'on le pense. N'écoutez pas les recommandations sociales; les titres en médecine prouvent quelquefois tout autre chose que l'art et la science, et souvent ils ne révèlent que la science seule. Or l'homme de science est rarement progressiste, il ne croit que ce que l'école enseigne, il ne songe jamais à faire une excursion parmi les systèmes que le génie fait éclore, car il ne se doute pas qu'il y a toujours une parcelle de vérité dans toutes les productions du génie. Toutes les doctrines ont des richesses pour celui qui sait les y découvrir; l'humorisme, le vitalisme absolu, l'éclectisme, le magnétisme, l'homœopathie, l'organicisme, l'hydrothérapie, font une somme de moyens qui, appliqués avec discernement sur un individu pour telle maladie, guériront mieux l'un que l'autre. Mais reçus partiellement comme doctrines, et appliqués généralement, chacun de ces systèmes sera, pour beaucoup de malades, une cause de mort.

Combien donc la profession de médecin doit paraître sublime à celui qui l'a comprise! quels travaux de toute la vie! Oh! oui, Hippocrate était un vaste génie, car il disait avec intelligence : « *Ars longa, vita brévis!* l'art est immense et la vie est courte! »

FIN.

www.ingramcontent.com/pod-product-compliance
Ingram Content Group UK Ltd.
Pitfield, Milton Keynes, MK11 3LW, UK
UKHW020448180726
13839UKWH00004B/1690